Ursel Scheffler

Paula sieht Gespenster

Bilder von
Lieve Baeten

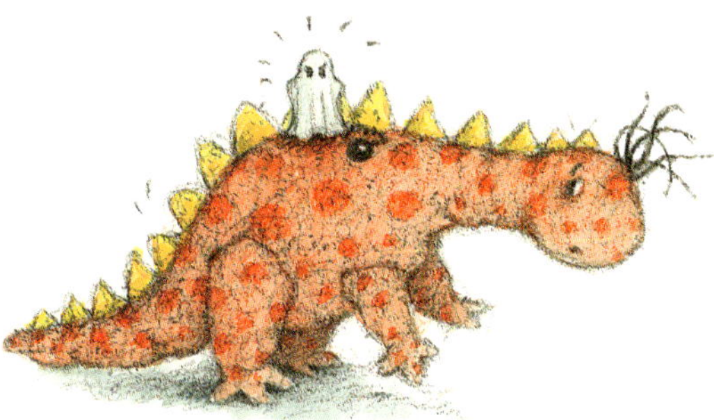

Verlag Friedrich Oetinger · Hamburg

Alles über Paula

Paula geht zur Schule
Paula sieht Gespenster
Paula und das Räuberfest
Paulas sieben Haustiere

Titelbild und farbige Illustrationen von Lieve Baeten
Einbandgestaltung: Manfred Limmroth
Reproduktion: Die Litho, Hamburg
Druck und Bindung: Proost N.V., Turnhout
Printed in Belgium 2002
ISBN 3-7891-1128-7

www.oetinger.de

Es ist ein grauer Novembertag.
Paula und ihre Freundin Sine
hocken auf dem Fußboden.
Sie malen mit Wasserfarben
ein großes Gespensterschloss.
Paula malt die Türme
und Sine den Himmel.

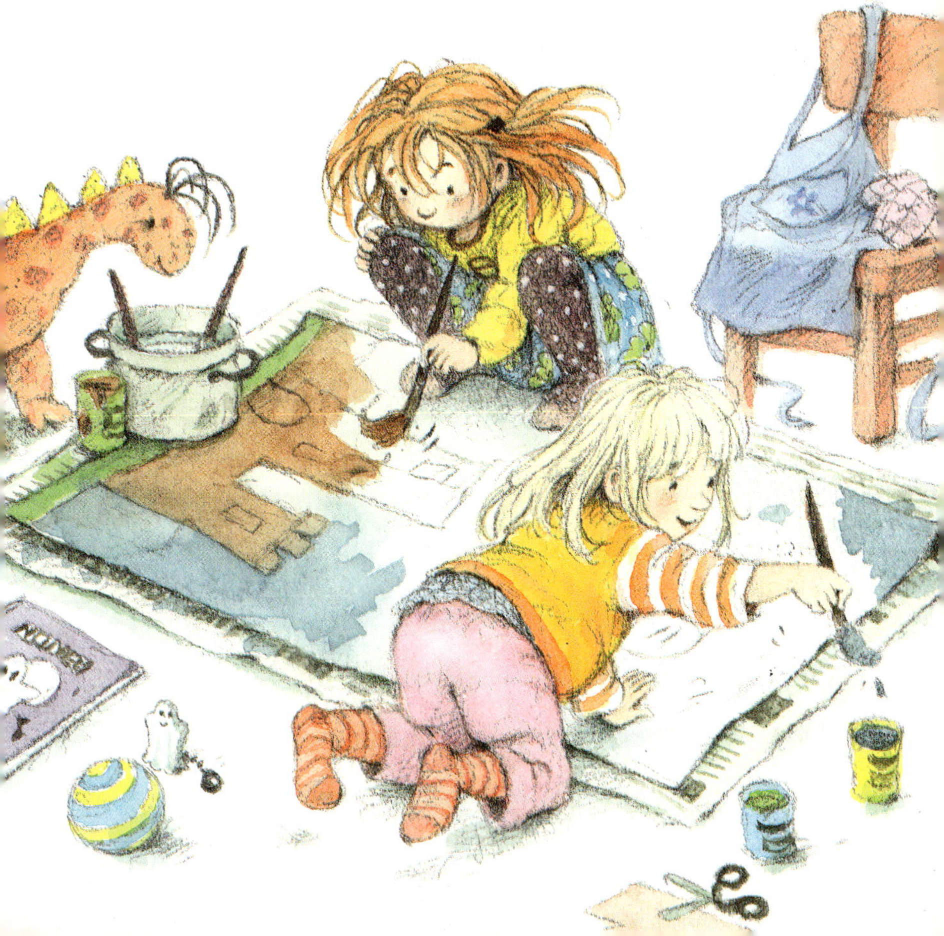

Das Bild soll ein Geschenk
für Paulas Bruder sein.
Der hat bald Geburtstag.
Und er mag
Gespenstergeschichten.
Plötzlich kommt
aus dem Nebenzimmer
laute Musik.
„Was ist denn da los?“,
ruft Sine erschrocken.
„Das ist Titus.
Immer wenn
sein Freund Max da ist,
lassen sie die Anlage dröhnen.“
„Blöde Krachmacher“,
brummt Sine
und malt einen riesigen Mond
in den blauen Himmel.

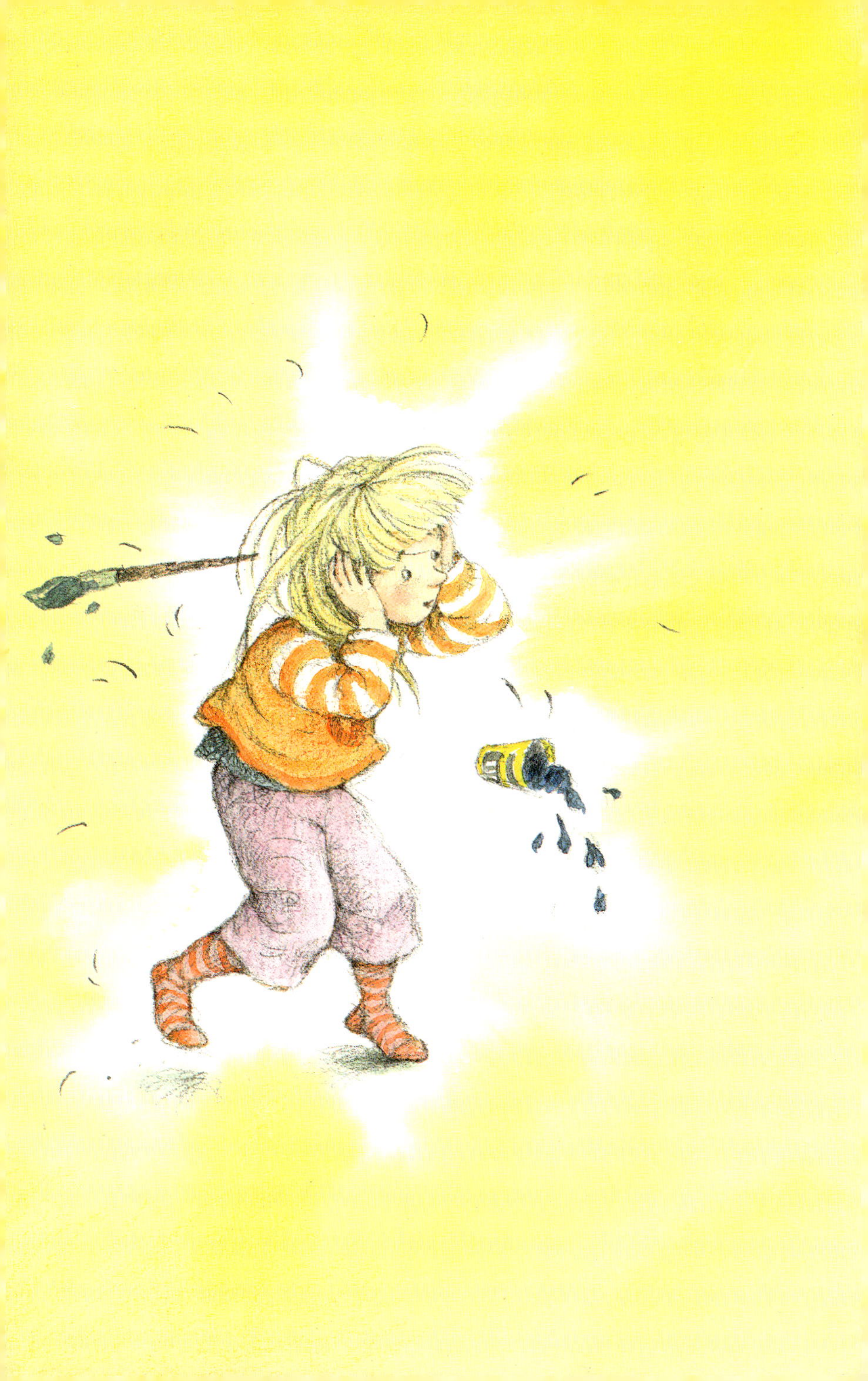

„Die wollen uns bloß ärgern“,
sagt Paula und malt
einen großen Geist auf das Dach.
„Bestimmt ärgern die sich
am allermeisten,
wenn wir uns *nicht* ärgern!“,
überlegt Sine.
Die Flurtür klappt.
„Mama kommt!“, sagt Paula.
Schlagartig wird die Musik leiser.
„Feiglinge auch noch“,
murmelt Sine
und malt einen lachenden Geist
mitten in den blauen Nachthimmel.

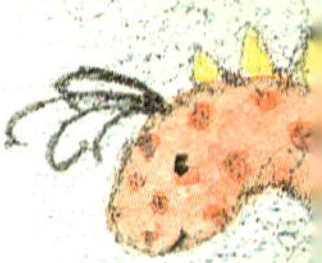

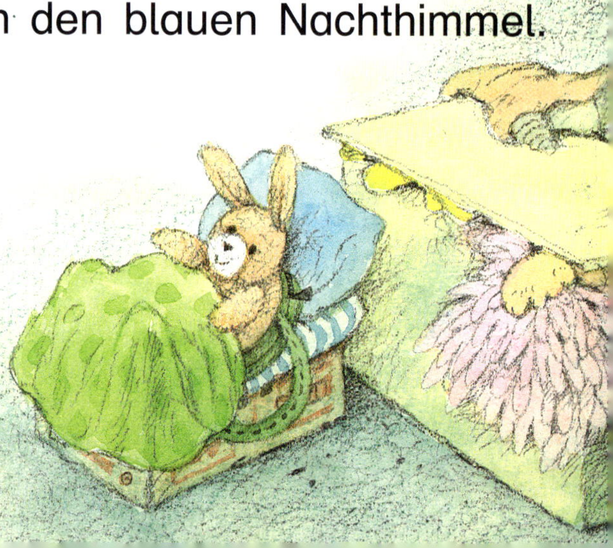

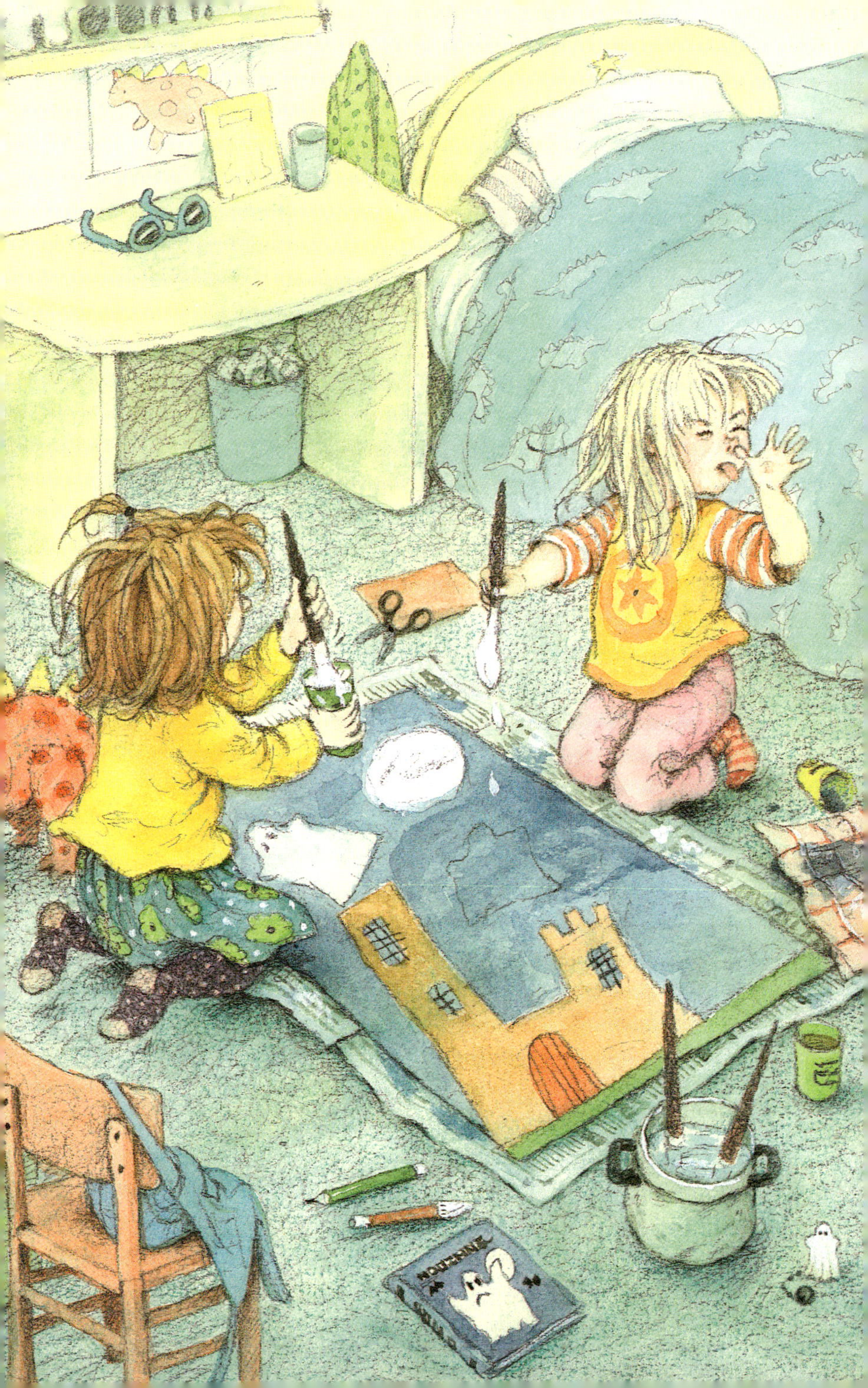

Am nächsten Tag
beim Mittagessen
fragt Titus:
„Mama, bitte darf Max
morgen bei mir übernachten?
Seine Eltern sind nicht da.“
„Klar“, sagt Mama.
„Muss das sein?“, sagt Paula
und verdreht die Augen.

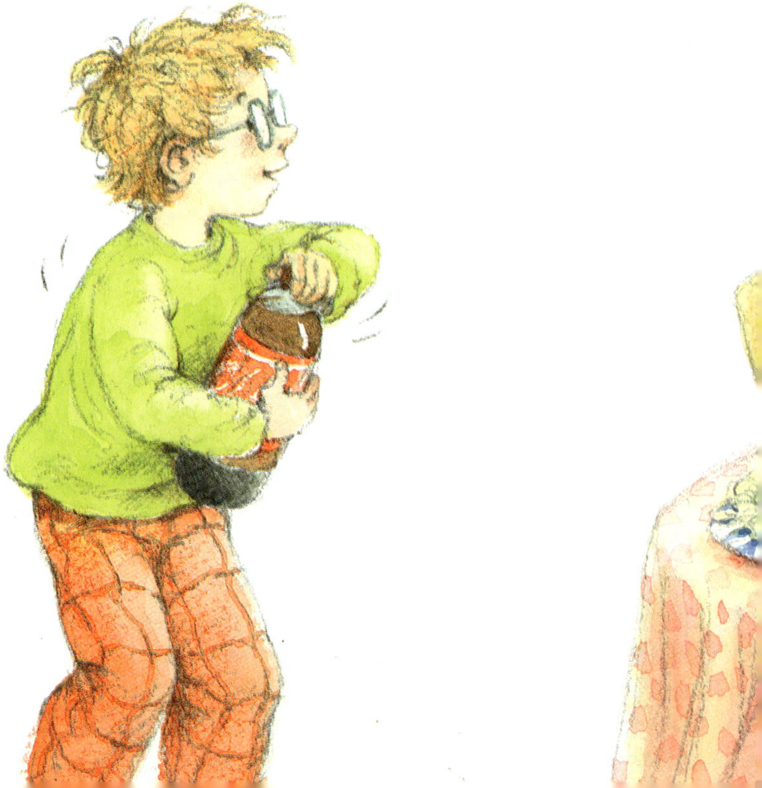

„Du kannst ja Sine fragen.
Vielleicht mag sie auch
bei uns schlafen?“,
schlägt Mama vor.
„Jippiejeee!
Du bist die beste Mama
der Welt!“,
jubelt Paula.

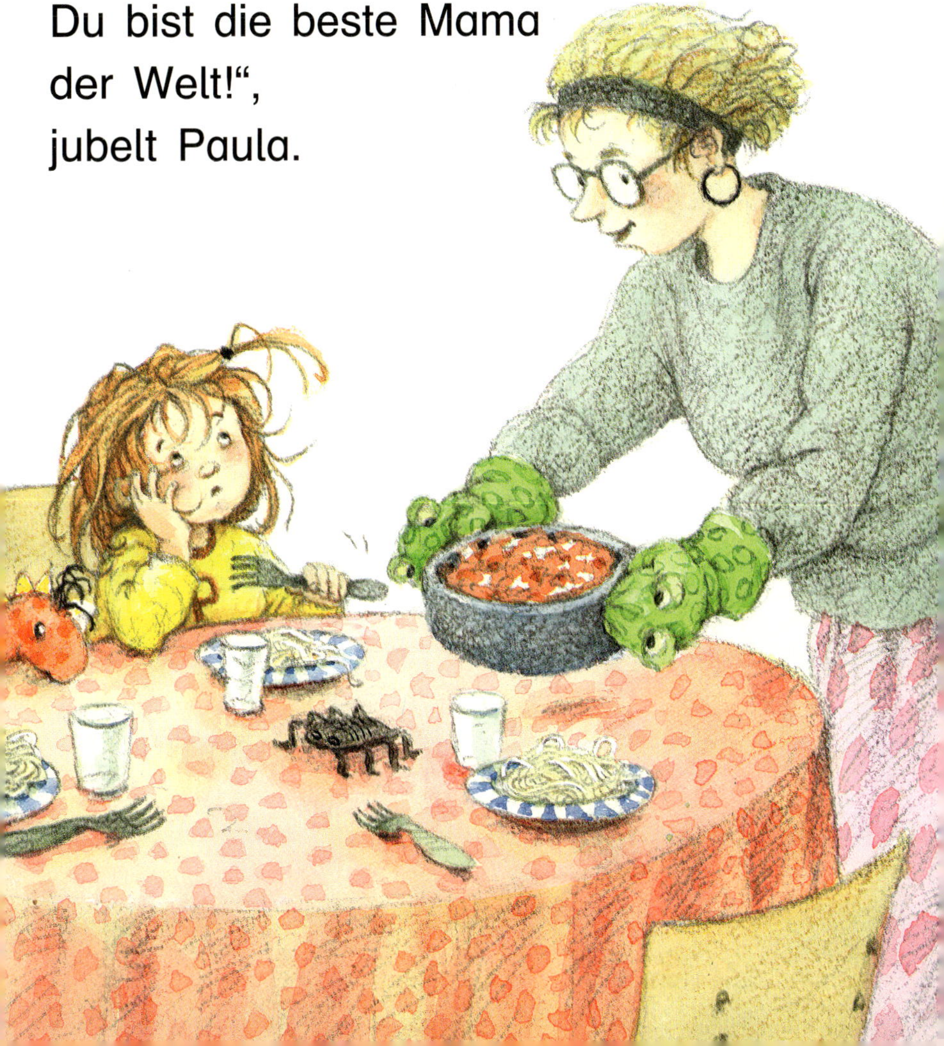

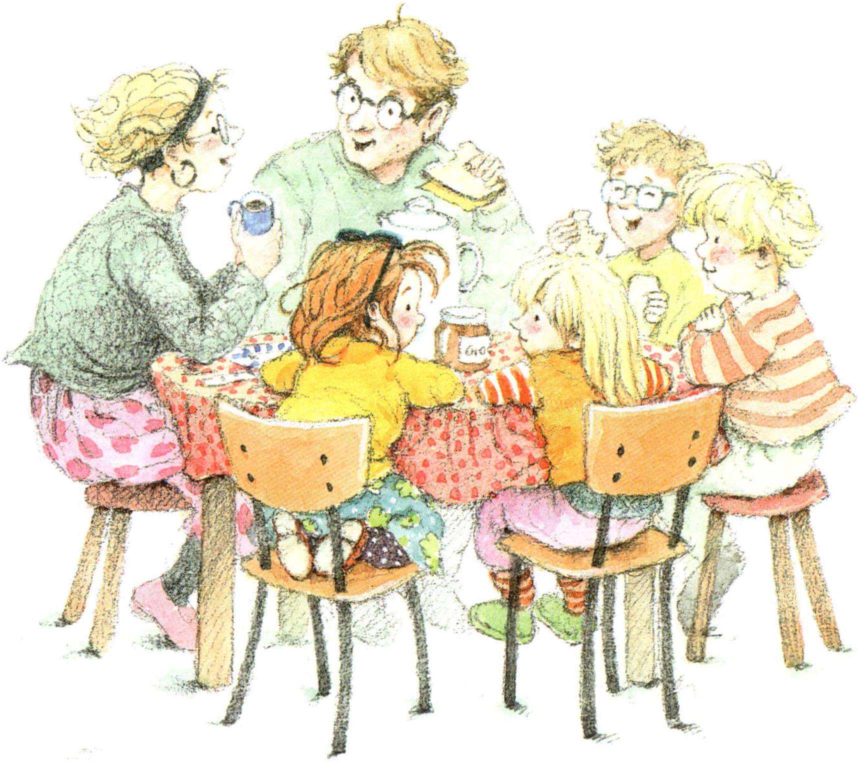

Am Freitagabend
sitzen sechs Personen
um den Abendbrottisch:
Mama, Papa, Titus, Max,
Sine und Paula.

Die beiden Jungen
sind die reinsten Musterknaben.
„Die haben was vor!“,
sagt Paula zu Sine.
„Wir ja auch“, flüstert Sine.
Nach dem Essen
gähnt Paula laut und sagt:
„Uaaahhh, ich bin so müde!“
„Na, dann gute Nacht ihr beiden.
Ihr habt euch bestimmt
noch viel zu erzählen“,
sagt Mama und lacht.
„Lass die Babys ins Bett gehen.
Wir gucken uns noch
mit Papa die Sportschau an!“,
sagt Titus großspurig.
„Blöder Angeber!“, sagt Paula
und zieht mit Sine ab.

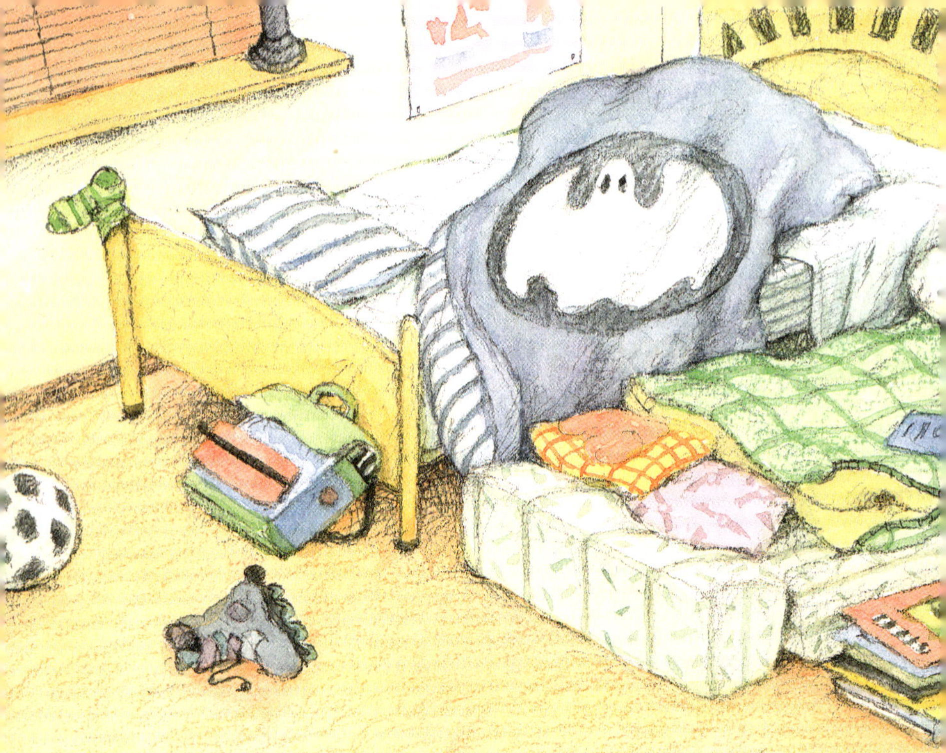

Draußen vor der Tür
sind Paula und Sine
überhaupt nicht mehr müde!
Sie schleichen
zum Zimmer der Jungen.
Dort verknoten sie
Arme und Beine
der Schlafanzüge.

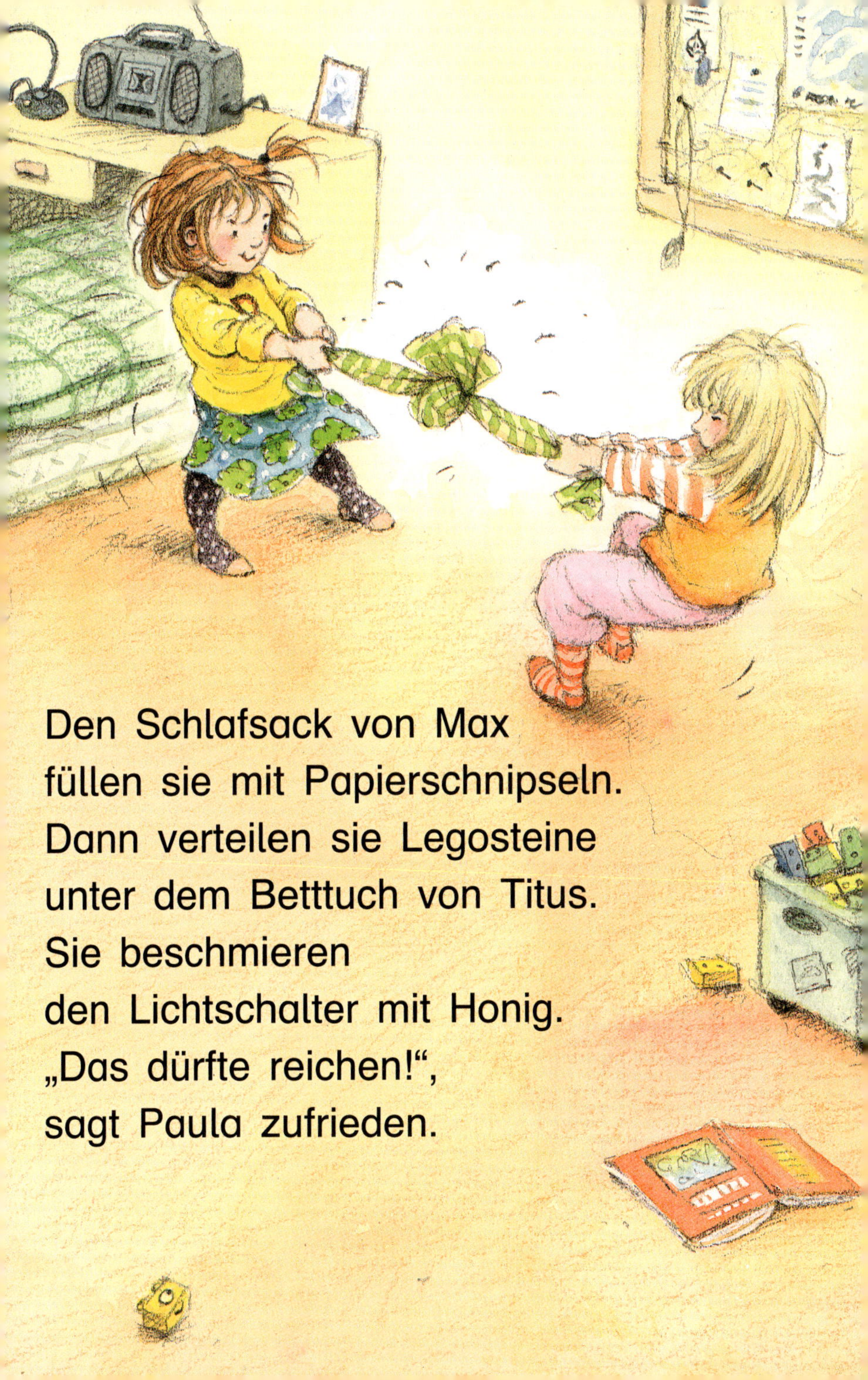

Den Schlafsack von Max
füllen sie mit Papierschnipseln.
Dann verteilen sie Legosteine
unter dem Betttuch von Titus.
Sie beschmieren
den Lichtschalter mit Honig.
„Das dürfte reichen!“,
sagt Paula zufrieden.

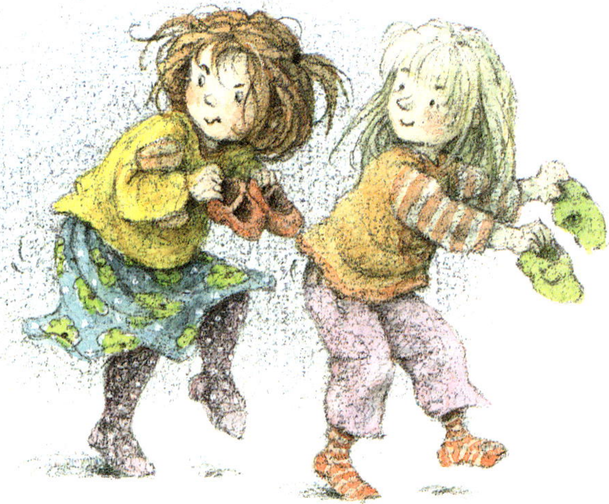

Dann schleichen die beiden
in Paulas Zimmer zurück.
Sie warten gespannt.
Endlich hört man Schritte
und Stimmen auf dem Flur.
Die Jungen kommen.
Aber Paula und Sine
warten vergeblich auf Wutschreie
aus dem Nebenzimmer ...
Irgendwann schlafen sie
enttäuscht ein.

Um Mitternacht
werden die beiden Mädchen
von Jammern und Wimmern
geweckt.
Paula sitzt senkrecht im Bett
und starrt in eine Taschenlampe.
Sine spürt etwas Glibberiges
in ihrem Gesicht.

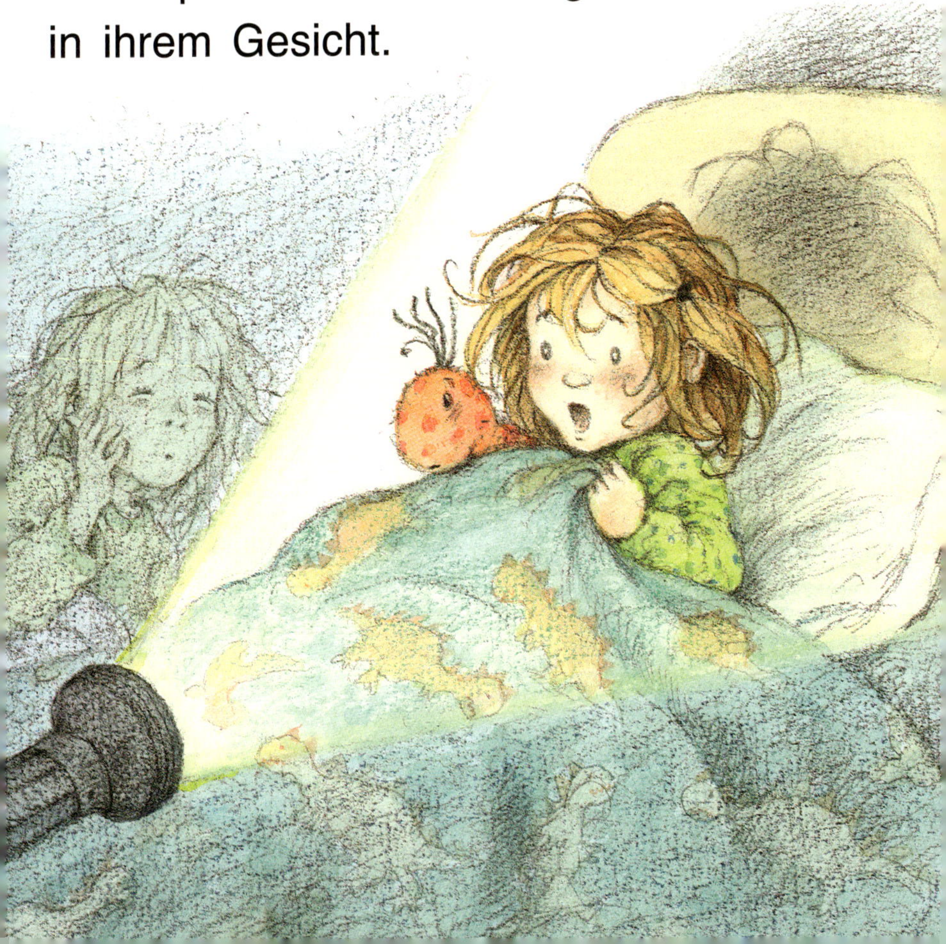

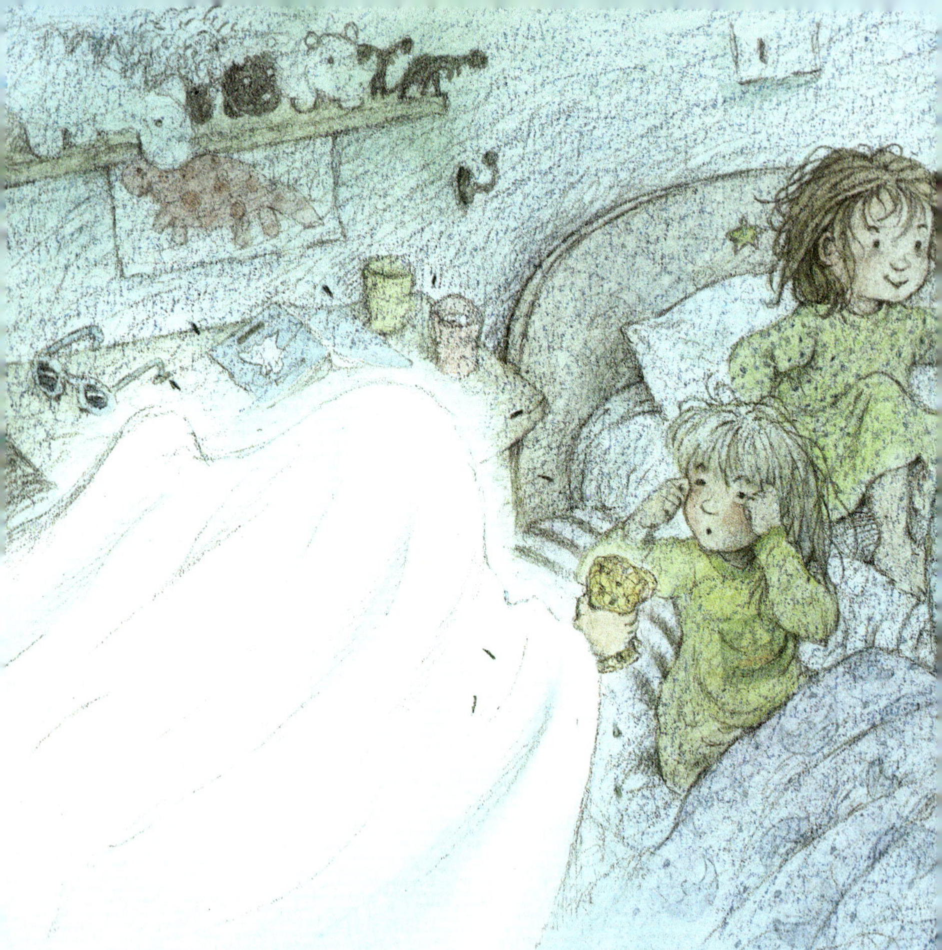

Zwei Geister in Bettlaken
huschen durch das Zimmer.
„Huhu! Ich bin der Ritter
ohne Kopf und Kragen!“,
heult der Geist vor Paulas Bett.

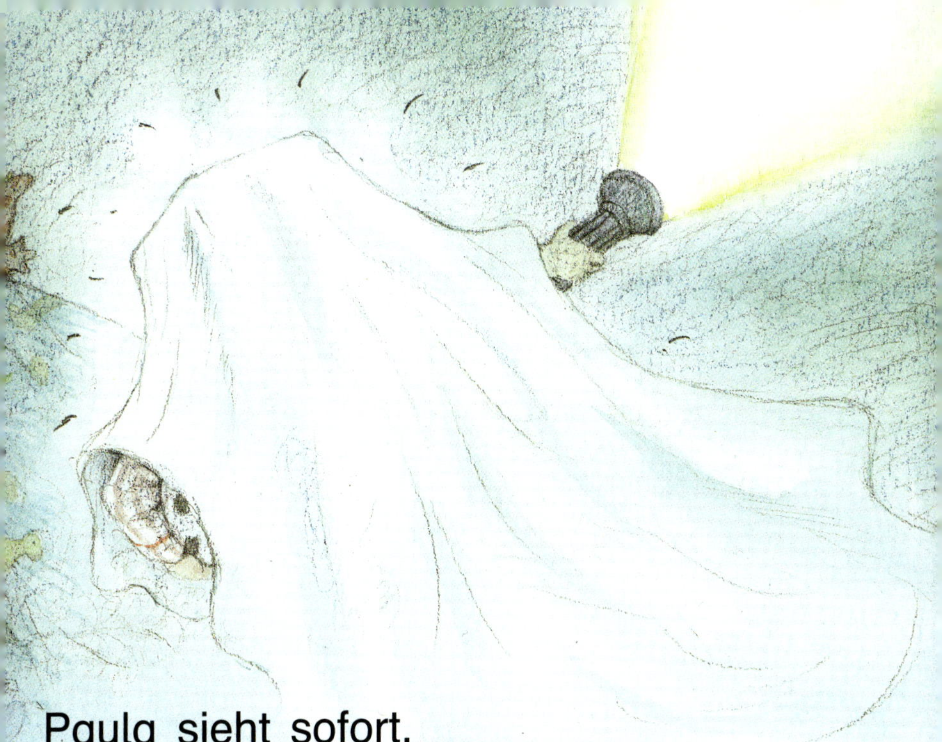

Paula sieht sofort,
dass der Kopf unter dem Arm
bloß ein Fußball ist.
„Ich bin das Monster
aus dem Bibber-Glibber-See“,
wimmert der andere Geist
und wischt
mit einem tropfnassen Schwamm
über Sines Gesicht.

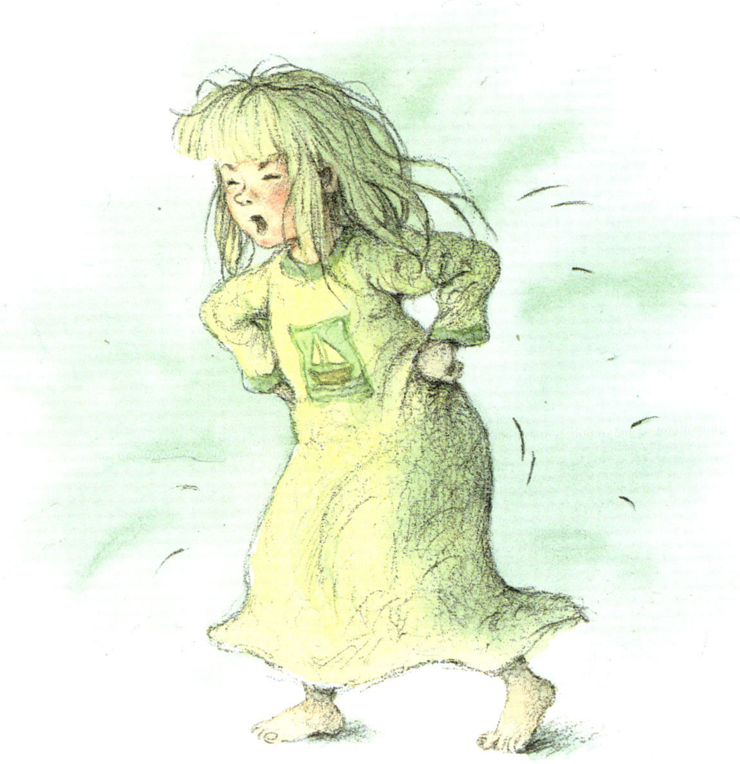

„Haut ab, ihr Idioten!“,
schimpft Sine wütend.
„Wir wissen genau,
dass ihr es seid, ihr Knalltüten!
Es gibt doch keine Gespenster!“,
ruft Paula empört.
Sie wirft mit ihren Pantoffeln.

„Was ist denn hier los?“,
hört man nebenan
Papas verschlafene Stimme.
Da verschwinden die Geister.
„Alles in Ordnung?“,
fragt Papa besorgt
und sieht zu den Mädchen
ins Zimmer.
„Alles in Ordnung“, sagt Paula.
„Die doofen Jungs
wollten uns bloß
ein bisschen erschrecken!“

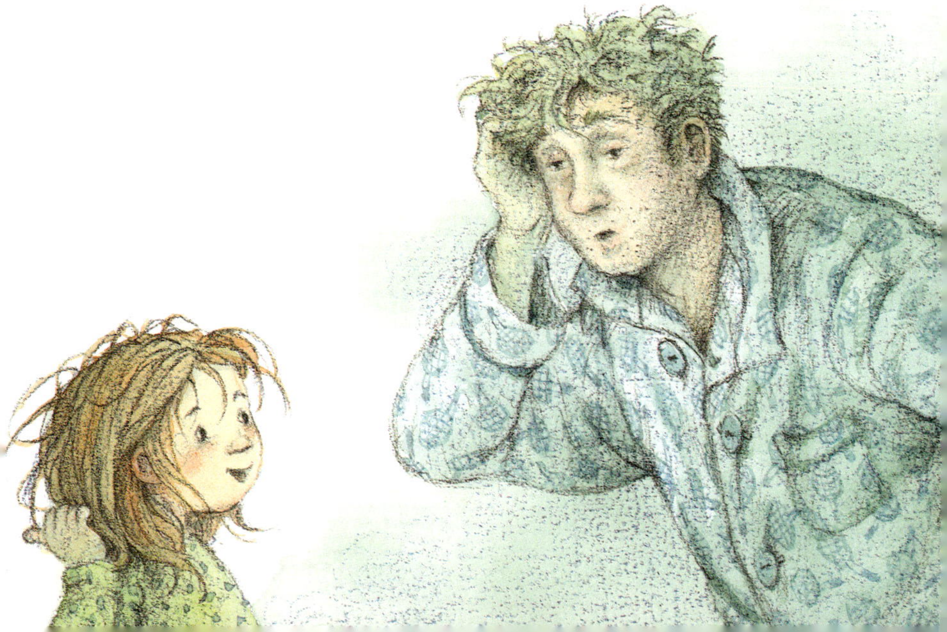

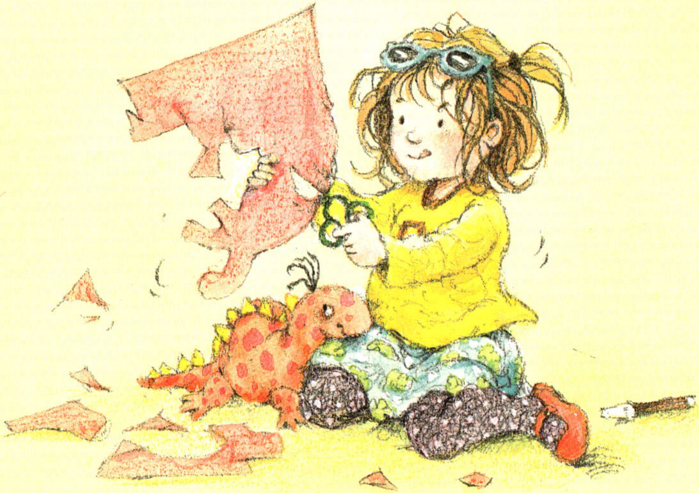

Natürlich gibt es
keine echten Geister!
Das weiß Paula ganz sicher.
Und es gibt auch keine unechten,
wenn Titus nicht da ist.
Deshalb ist Paula froh,
dass Titus
am nächsten Wochenende
bei Max übernachtet.

„Macht es dir was aus,
wenn wir nachher
auf einen Sprung
zu den Nachbarn rübergehen?",
fragt Papa,
als er Paula ins Bett bringt.
„Nö", sagt Paula.
„Geht nur!"
„Hier ist die Telefonnummer",
sagt Papa noch.
„Wenn irgendwas ist,
dann rufst du einfach an.
In zwei Minuten bin ich da!"
„Was soll schon sein",
sagt Paula.
„Man kann nie wissen",
sagt Papa.

Paula holt ihre Lieblingsstofftiere
und verzieht sich ins Bett.
„Schlaf gut, Paulinchen!“,
sagt Mama
und gibt Paula einen Kuss,
der nach Pfefferminz-Zahnpasta
duftet.
Dann sind sie weg.
Paula macht das Licht aus.

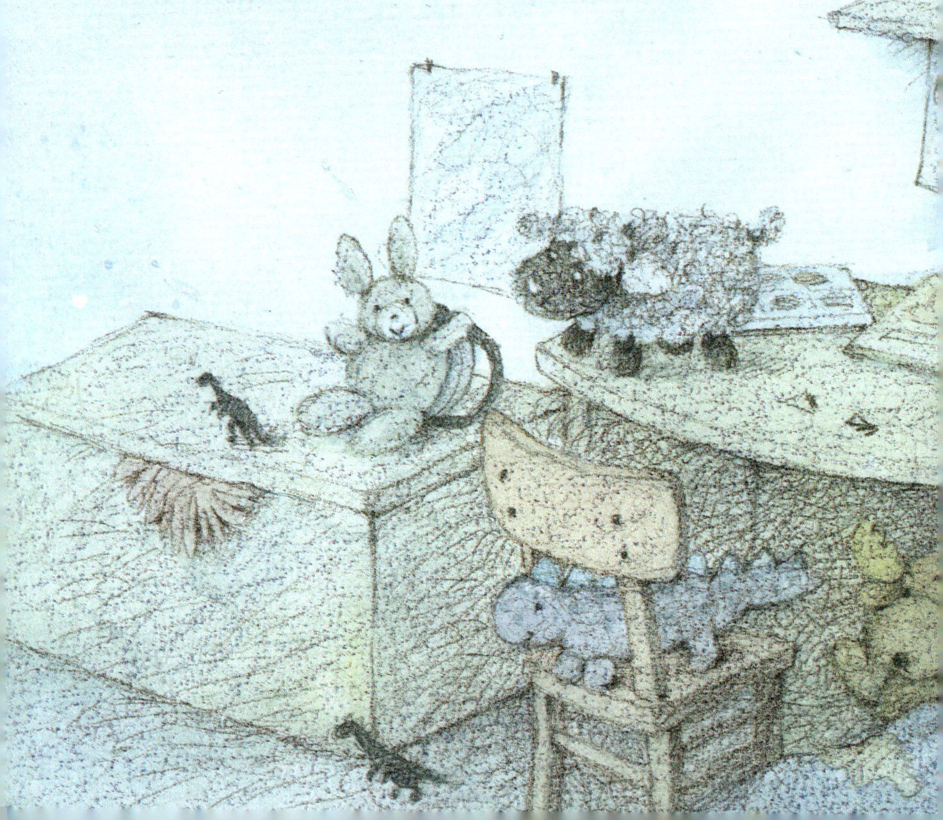

Sie ist müde,
aber sie kann nicht einschlafen.
Sie nimmt ihren roten Dinosaurier
in den Arm
und macht die Augen zu.
Nach einer Weile blinzelt sie.
Gegenüber an der Wand
sind so komische Schatten!

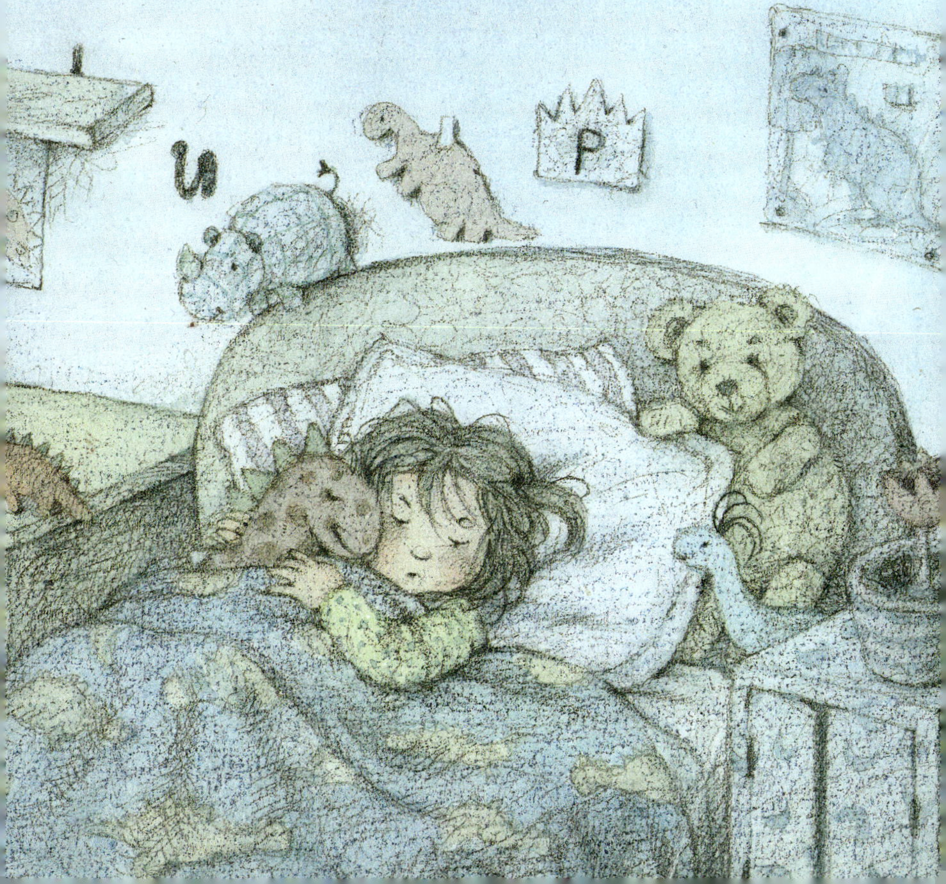

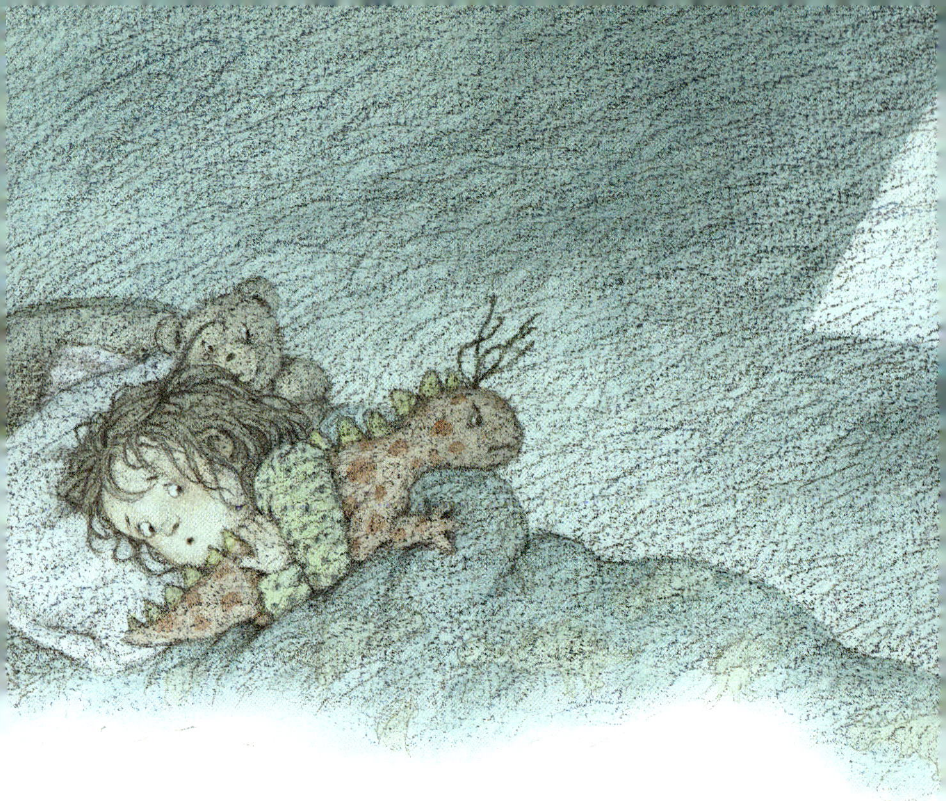

Die bewegen sich hin und her.
Geister?
Ach was!
Das ist der Schatten der Bäume,
die der Wind
hin und her bewegt,
beruhigt sich Paula.

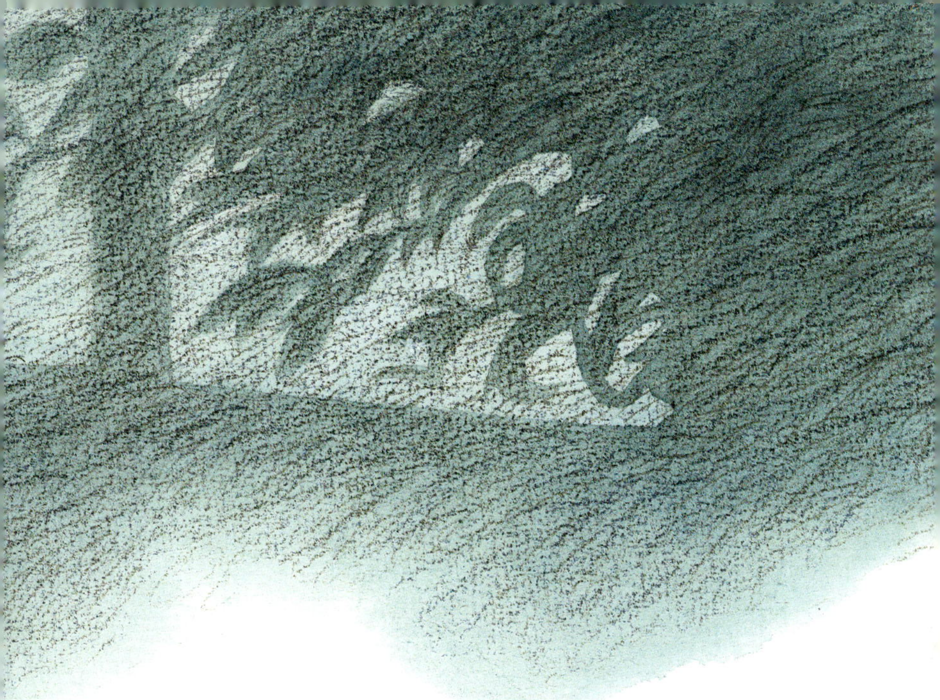

Aber dann schlägt
nebenan im Bad das Fenster zu.
Paula hört ein unheimliches,
schnarrendes Geräusch!
Ein Bohrer oder so was?
Es schnurrt und rumpelt.
Wenn es kein Gespenst ist,
was dann?
Ein Einbrecher?

Paula sitzt senkrecht im Bett
und überlegt,
was sie tun soll.
Papa anrufen!!!
Aber das Telefon
ist im Flur.
Das ist ein weiter Weg,
wenn man Angst hat.
Und sie darf
keinesfalls Licht machen!
Aber wie soll sie dann
die Nummer wählen?
Da fällt ihr
die Taschenlampe ein,
die seit der Geisternacht
mit Max und Titus
unter ihrem Bett liegt.

Mit weichen Knien
schleicht Paula zum Telefon.

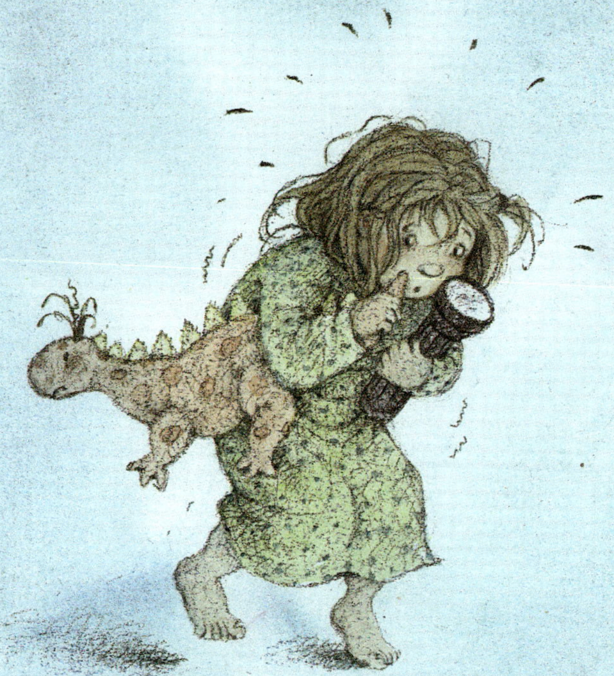

Das Geräusch im Bad
wird immer lauter
und immer gespenstischer.
Paula knipst die Taschenlampe an
und wählt die Nummer
der Nachbarn.
„Papa, komm!“, flüstert sie.
„Im Bad ist ein Gespenst!“
Dann saust sie schnell
ins Bett zurück
und zieht die Decke
über den Kopf.

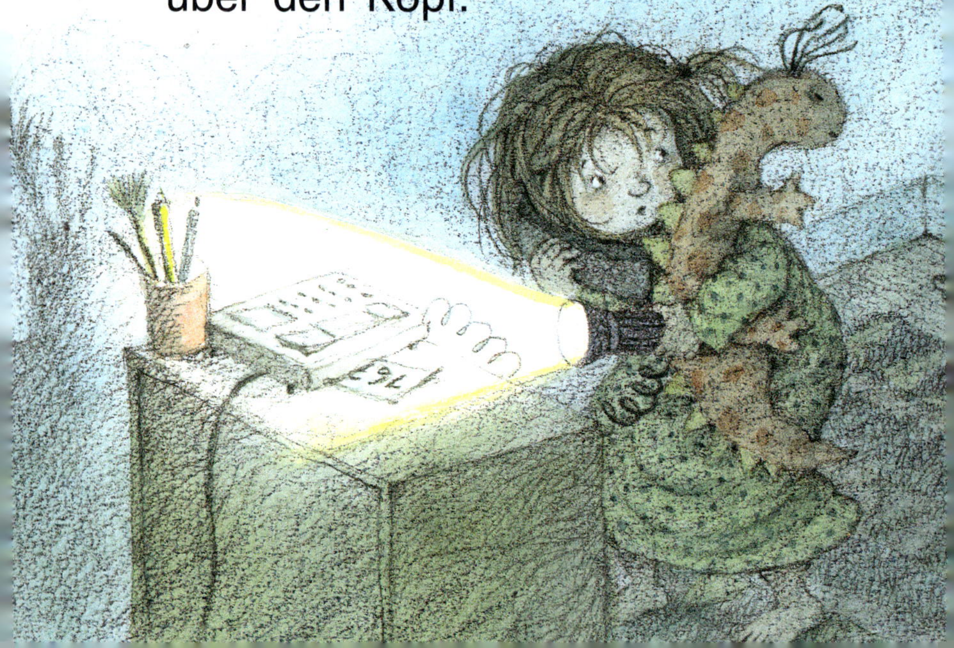

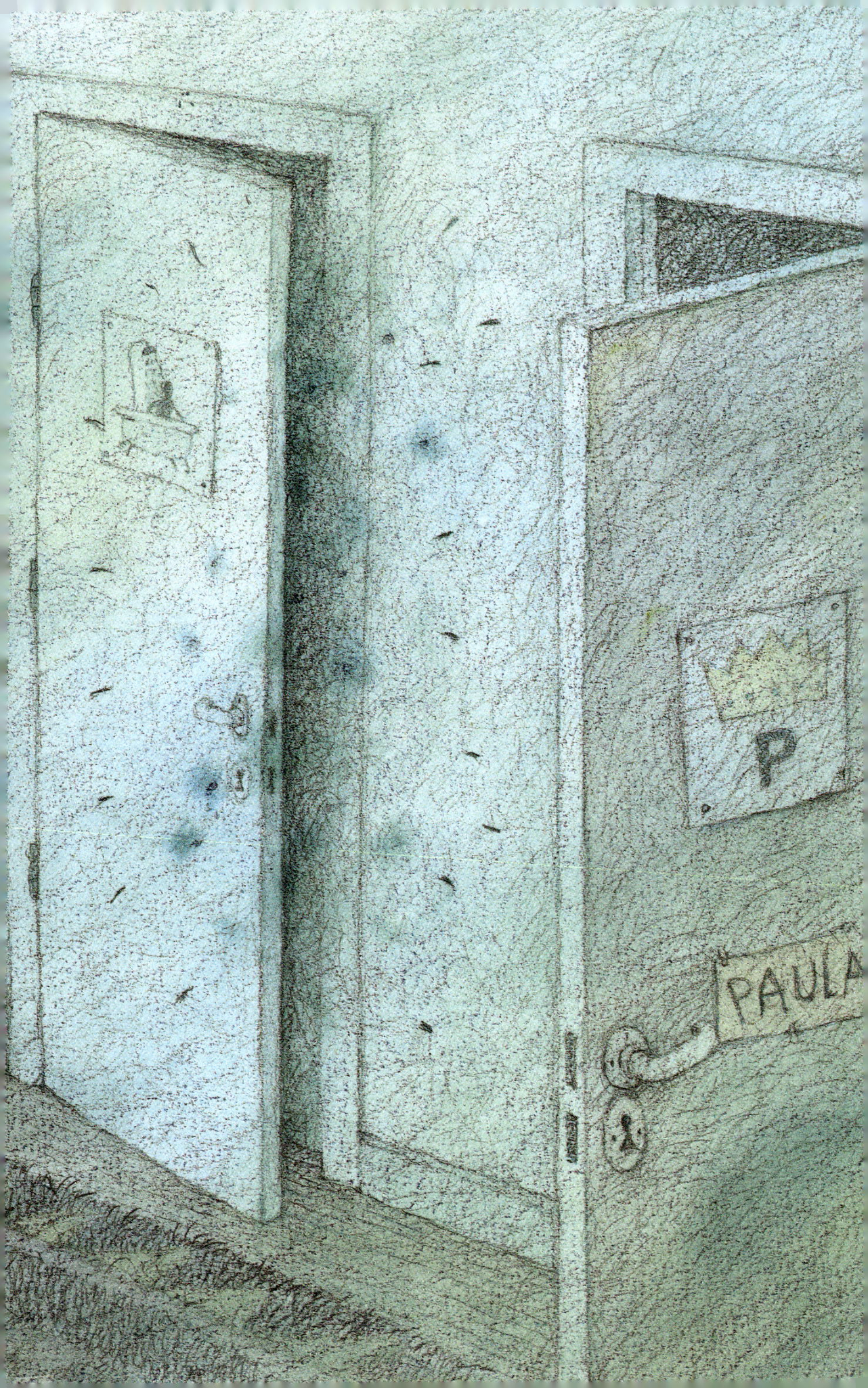
P
PAULA

Nach zwei Minuten,
die ihr wie eine Ewigkeit
vorkommen,
ist Papa endlich da.
„Vorsicht!“, ruft Paula noch.
Aber Papa ist schon im Bad.
Er lacht und ruft:
„Paulinchen, komm!
Sieh dir dein Gespenst mal an!“

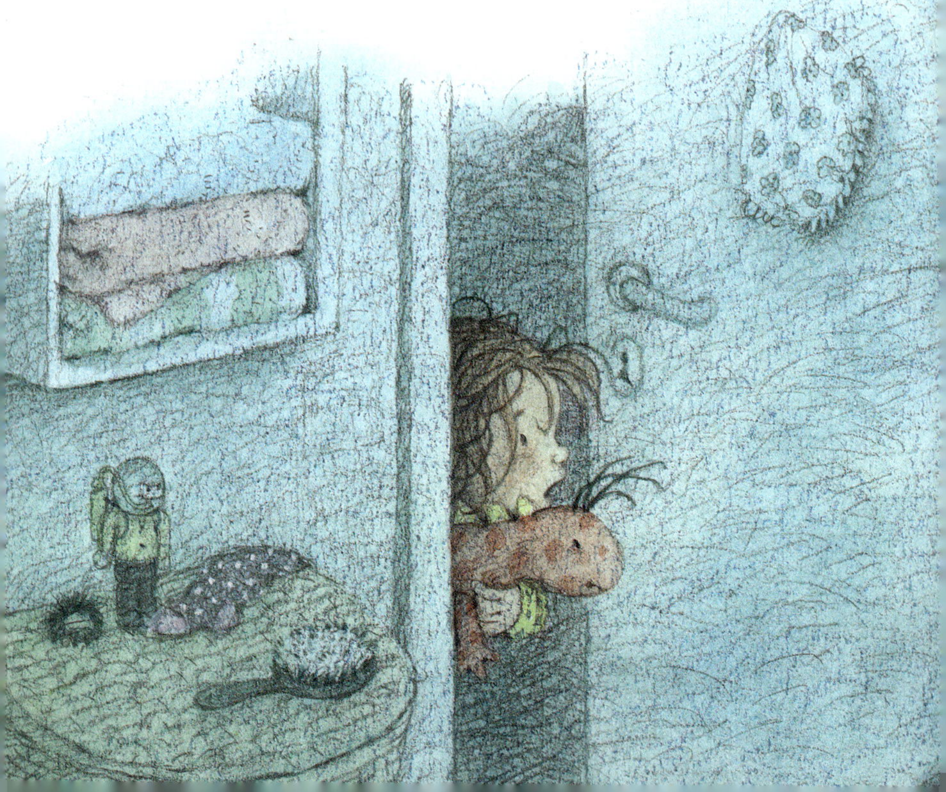

Zögernd geht Paula ins Bad.

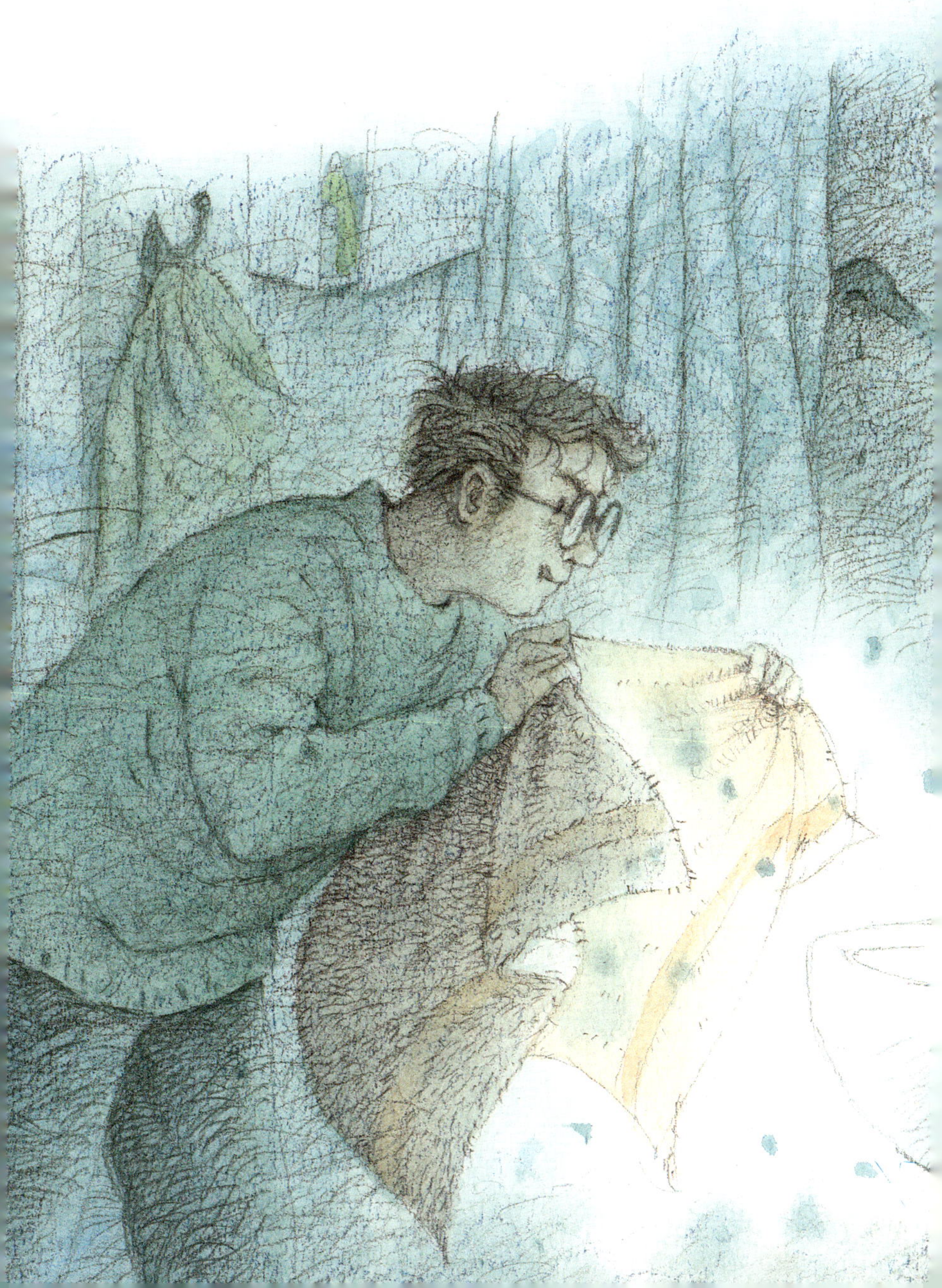

Und dann sieht sie das Gespenst:
Papas elektrische Zahnbürste!
Sie ist ins Waschbecken gerutscht
und hat sich eingeschaltet!
Dort zappelt sie
und hüpft herum
wie ein gefangenes Tier.
Paula lacht und sagt:
„Jetzt weiß ich,
womit ich Titus und Max
das nächste Mal erschrecke:
mit einem Zahnbürstengeist!“

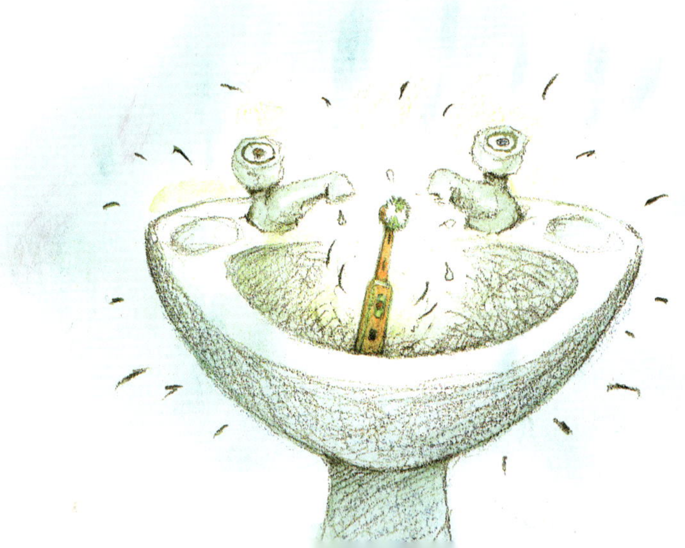